TRAITEMENT RATIONNEL

PAR L'ACIDE LACTIQUE ASSOCIÉ A LA PEPSINE

DE LA

DIATHÈSE GOUTTEUSE

DE LA GOUTTE, DU DIABÈTE,

DE LA GRAVELLE URIQUE, DE LA GASTRALGIE,

DE LA DILATATION STOMACALE, ETC.,

EN UN MOT

DE TOUTES LES AFFECTIONS QUI EN DÉRIVENT.

PAR LE

Docteur CHARNAUX

Médecin consultant à Vichy

MÉDECIN DU CHEMIN DE FER DE PARIS-LYON-MÉDITERRANÉE

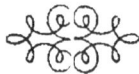

VICHY

IMPRIMERIE WALLON

1888

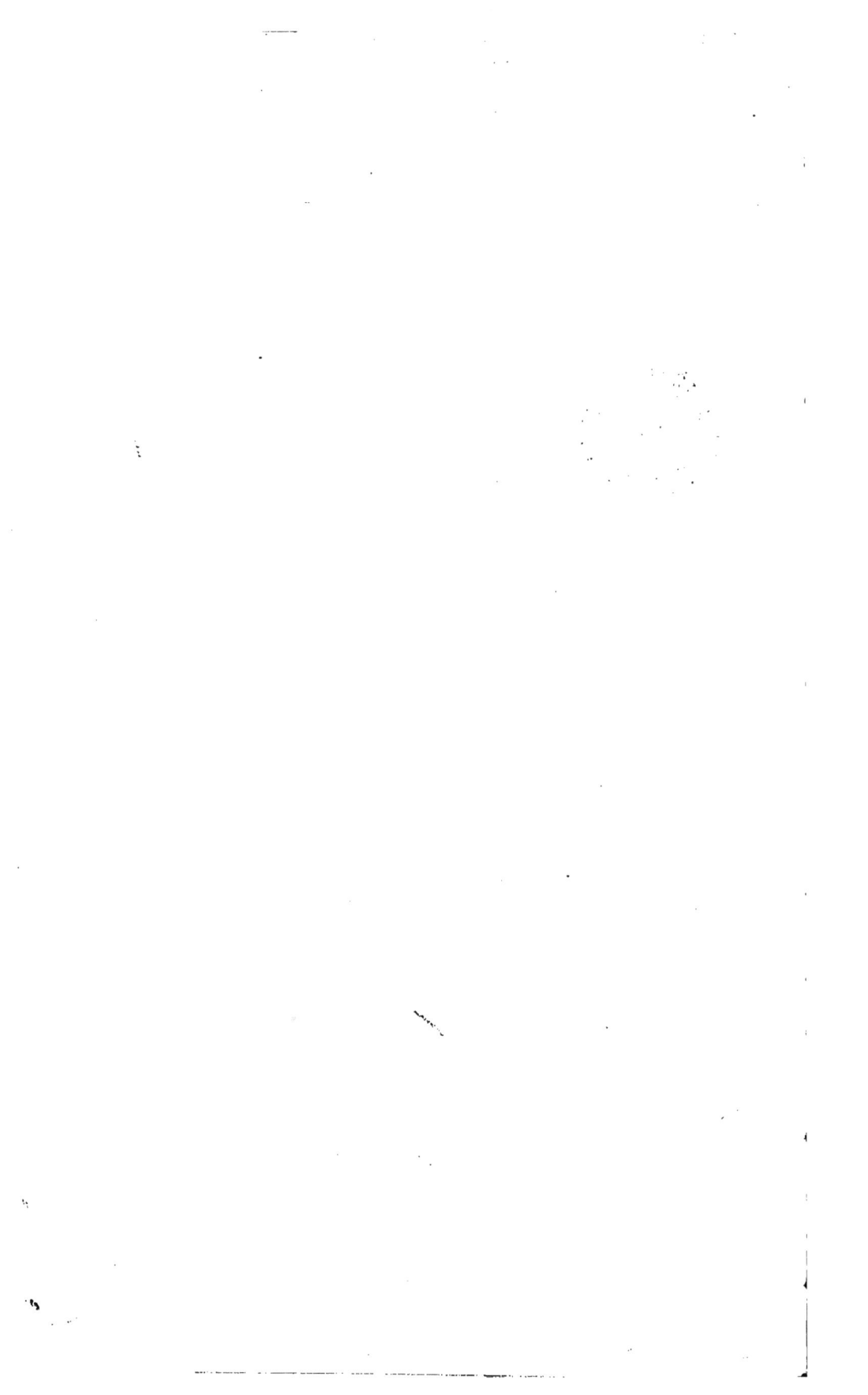

TRAITEMENT RATIONNEL

PAR L'ACIDE LACTIQUE ASSOCIÉ A LA PEPSINE

DE LA

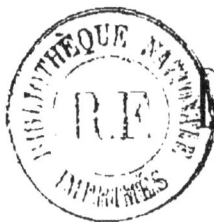

DIATHÈSE GOUTTEUSE

DE LA GOUTTE, DU DIABÈTE,

DE LA GRAVELLE URIQUE, DE LA GASTRALGIE,

DE LA DILATATION STOMACALE, ETC,

EN UN MOT

DE TOUTES LES AFFECTIONS QUI EN DÉRIVENT.

PAR LE

Docteur CHARNAUX

Médecin consultant à Vichy

Médecin du Chemin de fer de Paris-Lyon-Méditerranée

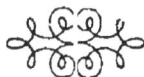

VICHY

IMPRIMERIE WALLON

1888

AVANT-PROPOS

Ne sont dans la vérité, pas plus que ceux qui voient partout des microbes comme cause unique des maladies, les médecins qui veulent expliquer les phénomènes de la digestion par l'action *chimique seule*, par les réductions des acides, par les bases, et réciproquement.

La grande loi de la *Vie* impose souvent aux fonctions physiologiques une direction échappant à toutes les combinaisons de cornue.

La maladie, elle-même, avec son cortège d'influences sur les secrétions des différentes glandes et leurs qualités, la diversité des aliments eux-mêmes et de leur composition peuvent singulièrement modifier les conditions de l'acte de la digestion.

A ceux donc, qui opposeront des objections de laboratoire appuyées sur un rigorisme scientifique, malheureusement plus apparent que réel (malgré les progrès réalisés), aux considérations que nous allons exposer, nous répondrons :

Que nous sommes en présence de faits, de résultats cliniques que chaque médecin peut soumettre au critérium de sa pratique.

Et que, comme pour la vertu de l'opium, bien des voiles cachent encore et malheureusement pour la science pure, cacheront longtemps, le *pourquoi* et le *comment* rigoureux de l'action d'un médicament quelconque.

TRAITEMENT RATIONNEL

DE LA

DIATHÈSE GOUTTEUSE

DE LA GOUTTE, DU DIABÈTE,

DE LA GRAVELLE URIQUE, DE LA GASTRALGIE,

DE LA DILATATION STOMACALE, ETC.,

EN UN MOT DE TOUTES LES AFFECTIONS QUI EN DÉRIVENT

Les récents travaux, publiés tant en France qu'à l'Etranger, sur les différentes phases, sur les divers éléments de la digestion stomacale, et, en particulier, la constatation de la présence constante de l'*acide lactique*, pendant la première heure de cette fonction physiologique, m'ont donné l'explication de l'heureuse influence d'une médication que j'applique depuis bien des années aux diabétiques, aux gastralgiques de diathèse urique, aux malades de la goutte, en un mot.

Ayant, depuis longtemps remarqué, dans ma clientèle, que jamais mes malades diabétiques, mes goutteux, mes graveleux, n'appartenaient à des contrées où le lait et ses composés constituent la base de l'alimentation, je fis venir de Franche-Comté, où l'on fabrique le fromage de Gruyère, de la *Présure*, c'est-à-dire un Petit-Lait, absolument privé des principes gras et du caséum et dans lequel on a fait macérer de la Caillette de Veau, ce qui constitue un *lacto-pepsine naturel*.

Cette médication, d'ailleurs, devant apporter des agents adjuvants à la digestion toujours laborieuse et incomplète chez ces malades, me paraissait devoir efficacement venir en aide à l'action oxydante, comburante, de la cure alcaline de Vichy.

J'en fis prendre à tous mes malades un petit verre à liqueur, au commencement de chaque repas, pendant tout le temps de leur séjour à Vichy; en ayant soin toutefois, d'en suspendre l'usage pendant quelques jours, afin d'établir la différence dans la quantité de sucre émise dans les urines.

Chez tous mes malades, sans exception, j'ai constaté une différence très notable et chez tous j'ai constaté, en même temps, une amélioration rapide, frappante, dans l'état général, se résumant dans une augmentation de poids constante.

En présence de ces résultats, en étudiant les expériences d'Ewald, Schiff, Gûnsbourg, Virchow, Munk, Hüffner, Khüne, Boas en Allemagne ; Dujardin-Beaumetz, Richet, Huchard, etc., etc., en France, j'ai été amené à les attribuer à l'action de *l'acide lactique* additionné de pepsine.

Je me suis demandé : si chez les diabétiques la réaction de la pepsine sur les substances amylacées, sur le sucre, étant insuffisante pour la production de l'acide lactique, en le fournissant directement au moment même de la digestion, cette fonction ne s'opérait point d'une façon plus complète, plus normale ?

Si son action combinée à celle de la pepsine sur les substances albuminoïdes ne les transformait point plus facilement en peptones assimilables ?

Si encore chez les goutteux, chez les

graveleux, elle ne s'opposait point à la formation de l'acide urique en excès ?

Toujours, en effet, j'ai remarqué que sous l'influence de ce traitement, les digestions étaient moins laborieuses, les fonctions intestinales plus faciles et plus régulières.

Et tous les médecins savent que chez tous ces malades, la constipation, conséquence de la Polyurie, est une de leurs plus incessantes préoccupations.

En même temps, comme je l'ai déja dit, le sucre diminuait rapidement. De 40, 50, 80, 120 grammes par litre, après trois semaines de traitement, tout en faisant usage des eaux de Vichy, il tombait à 5, 3, 2 grammes, et quelquefois disparaissait complètement.

Il en était de même pour les goutteux et les graveleux chez lesquels l'acide urique accusait une décroissance facilement appréciable.

Les cures de Petit-Lait si recommandées et si suivies jadis dans les affections diverses de l'estomac, celles plus récentes de

Koumys ne doivent en réalité leur effica-
cité qu'à l'action de l'acide lactique.

Son rôle dans l'athrepsie et dans les
diarrhées infantiles, si bien étudié par
M. le professeur Hayem, est reconnu par
tous les praticiens.

Qui ne sait que l'usage de ce même
Petit-Lait, longtemps continué, est héroï-
que dans le traitement de la gravelle
urique !

Comme résumé et comme conclusion
pratique à ce travail, à peine ébauché et
bien incomplet, nous dirons que dans ces
affections atoniques relevant de la diathèse goutteuse, le traitement rationnel
doit remplir deux indications :

1° Suppléer au déficit des produits vi-
ciés des glandes malades, de la bouche,
de l'estomac, du foie, du pancréas et des
intestins. (A mon avis, 90 fois sur 100, le
diabète étant la goutte dans le système
glandulaire);

2° Tonifier, modifier ces mêmes glandes afin de les mettre à même de fonction-
ner d'une façon normale, physiologique.

Pour remplir la première indication, nous conseillons l'usage de la *Pepsine cristallisée* à la dose de 3 grammes, dissoute dans 300 grammes de Petit-Lait rendu inaltérable.

En faire prendre une cuillerée à soupe, dans un peu d'eau, au commencement de chaque principal repas, c'est-à-dire deux fois dans le courant de la journée.

Pour la seconde, afin de provoquer une action toni-altérante chez mes malades, je leur fais prendre, d'après la méthode modifiée du docteur Martineau, après chaque repas, une pilule composée de 0,10 centigrammes de *Benzoate de lithine*, 0,003 milligrammes d'*arséniate de soude* et 0,05 centigrammes d'*extrait de genièvre*.

J'ai donné la préférence au Benzoate plutôt qu'au Carbonate de lithine, à cause de son action élective sur les muqueuses en général, sur celle des reins en particulier, et son action sur l'acide urique qu'il transforme en acide hypurique, dont les sels sont solubles, et conséquemment plus facilement éliminés.

Ce traitement suivi du 1ᵉʳ au 15 de

chaque mois, est suspendu pendant la quinzaine suivante pour faire place à la médication alcaline,

Du 16 au 30 de chaque mois, comme comburant, c'est-à-dire comme devant provoquer des combinaisons nouvelles avec l'oxygène, cette cure alcaline est réglée en faisant prendre à mes malades, dans la journée, trois fois trois quarts de verre d'eau de Vichy (sources froides : Célestins — Hauterive — Saint-Yorre — une fois le matin à jeun et après chaque principal repas.

Quant au régime, je proscris absolument le régime exclusivement carné, lui préférant de beaucoup le régime mixte, composé de viandes rôties, de toute sorte de poissons, de gibier et de légumes frais.

Je défends aussi à mes malades l'usage du pain de gluten, qui à la longue fatigue tellement l'estomac qu'ils ne peuvent plus le digérer.

Depuis une dizaine d'années je leur fais prendre pour le remplacer des pommes de terre cuites à l'eau ou au four. Elles ne contiennent en effet que 14 0/0 à 15 0/0 de fécule et conservent leur eau de végétation toute l'année.

A leur défaut, je conseille de la croûte de pain de seigle.

Les féculents, les farineux, les sucreries, les pâtisseries sont seuls défendus, permettant même à ces pauvres altérés l'usage modéré des fruits verts quand ils sont bien sages..... c'est-à-dire quand ils font beaucoup d'exercice.

Ne point manquer la cure thermale annuelle de Vichy, qui, avec la boisson des Eaux aux Sources mêmes (incomparablement plus salutaire), avec les Douches quotidiennes, le changement de régime, les distractions, l'exercice, *remonte* d'une façon si surprenante les malades.

J'en appelle à la triste et trop souvent lamentable expérience des Diabétiques qui, pour une cause ou pour une autre, ont été empêchés de faire leur Saison de Vichy.

Sous l'influence de ce traitement et de ce régime diététique, les diabétiques non seulement vivent moins désagréablement, supportent les misères inhérentes à leur maladie avec plus de courage, mais chaque année, quelques uns d'entr'eux, remontant l'échelle physiologique, redeviennent franchement graveleux ou goutteux articulaires et abandonnent leur morosité pour recouvrer la bonne et franche gaité d'autres temps, avec toutes ses conséquences.

Dr CHARNAUX.

Vichy, le 3 Mai 1888.

———◆———

Un de mes anciens clients, M. A. Thésée, pharmacien, à Lesneven (Finistère), s'étant très bien trouvé de ce traitement, en a fait une spécialité sous le nom de **Rob Thésée au lacto-pepsine nature** *et de* **Pilules Thésée,** *pour le traitement de toutes les affections de la Diathèse goutteuse.*

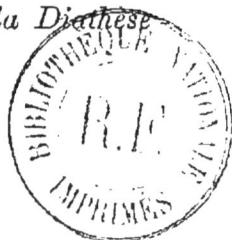

VICHY, IMP. WALLON.

43